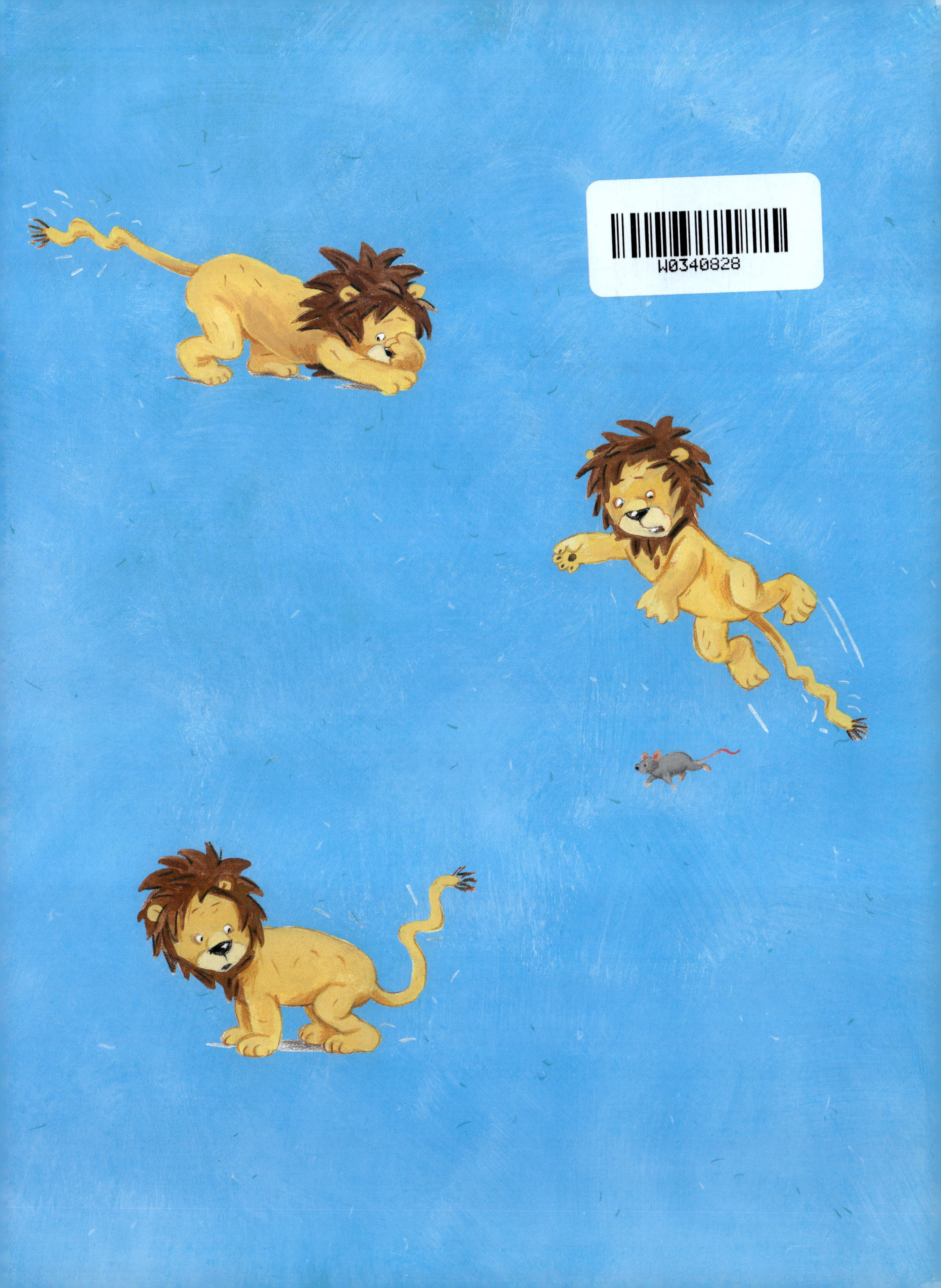

Leon und der Bammellöwe

Eine Geschichte von Brigitte Endres

mit Illustrationen von Irmgard Paule

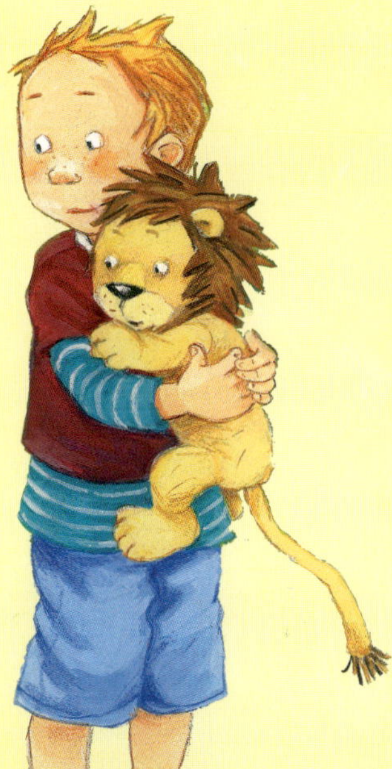

HERDER

FREIBURG · BASEL · WIEN

Schon seit Tagen hat sich Leon darauf gefreut, mit Papa zum Rummelplatz zu gehen. Mit großen Augen beobachtet er das Treiben. Es gibt so viel zu sehen! Die kunterbunten Buden. Die Autoscooter. Ein Riesenrad. Die blinkenden Lichter. Von überall her dröhnt Musik. Und wie gut es hier riecht: nach Mandeln und Pommes und Bratwurst.
„Willst du Karussell fahren?“, fragt Papa.
Leon schüttelt den Kopf. Eigentlich möchte er ja schon gern, aber er traut sich nicht. Er bleibt lieber an Papas Hand. Was, wenn er Papa im Gedrängel verliert?
Aber einen Luftballon möchte er sich aussuchen, einen ganz großen, einen mit Hasenohren und einem lustigen Gesicht.
Stolz trägt er ihn am Handgelenk.

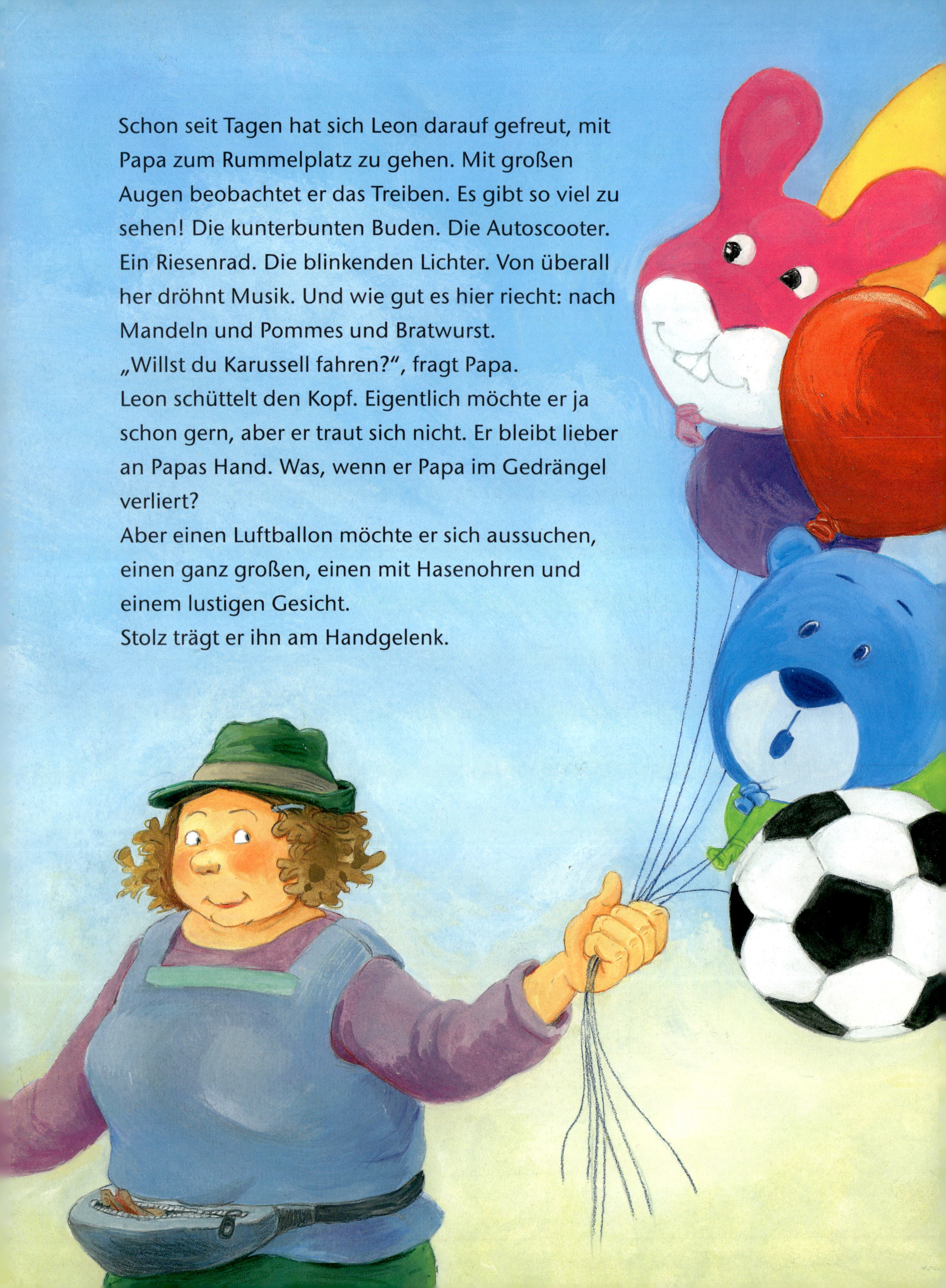

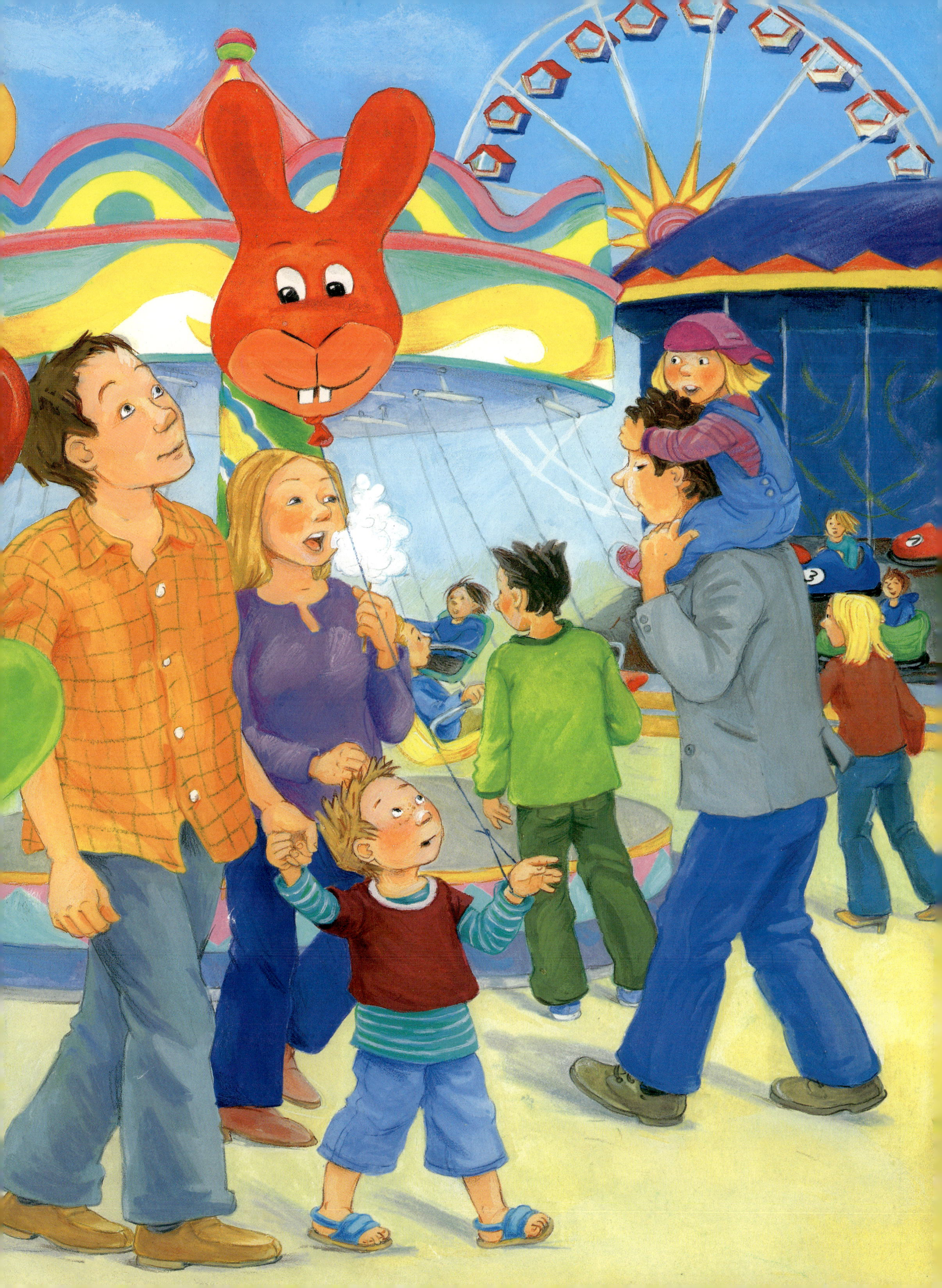

Plötzlich entdeckt Leon eine Wurfbude. Gespannt späht er auf die vielen tollen Preise. – Was lugt denn da hinter dem rosa Teddy vor?

Leon deutet mit dem Finger auf das Regal. „Ui, Papa, schau! Ein Plüschlöwe!“

Der Löwe macht sich so klein er kann, aber es nützt ihm nichts.

„Den hätt‘ ich gern!“, ruft Leon. „Ach Papa, lass uns Dosen werfen. Bitte!“

Erschrocken zuckt der Plüschlöwe mit dem Schwanz.

Mal wirft Papa den Ball, mal wirft Leon. Leon wirft gar nicht so schlecht, aber Papa trifft richtig gut.

„Gratuliere“, brummt der Schießbudenmann und reicht Papa den Plüschlöwen.

Es ist ein schöner Löwe mit einer mächtigen Zottelmähne. Nur eines ist wirklich seltsam: Der Löwe zittert am ganzen Leib.

„Du lieber Himmel“, sagt Papa verdutzt. „Der hat ja richtig Bammel vor uns!“

Leon nimmt den Zitterlöwen in den Arm: „Fürchtest du dich vor dem Luftballonhasen? Du musst keine Angst haben. Du bist doch groß und stark.“

„Vielleicht weiß der Löwe das nicht“, wendet Papa ein.

„Auch wenn man groß und stark ist, kann man Angst haben. Weißt du was? – Wir nennen ihn Bammel.“

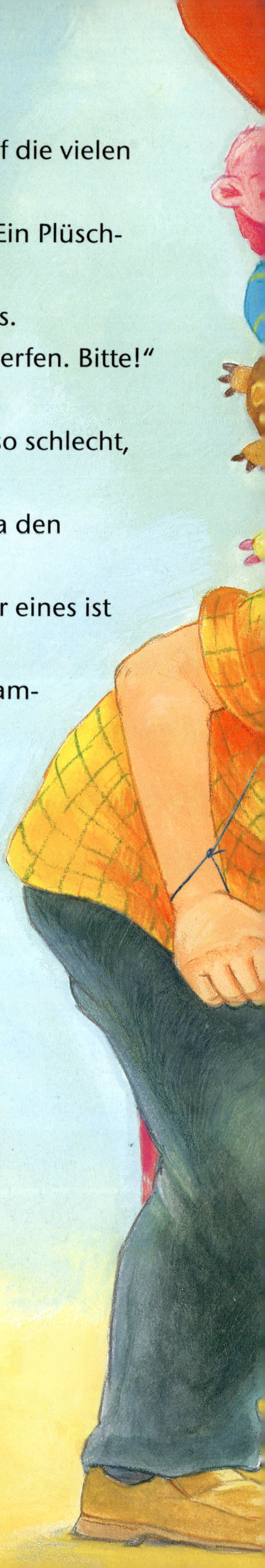

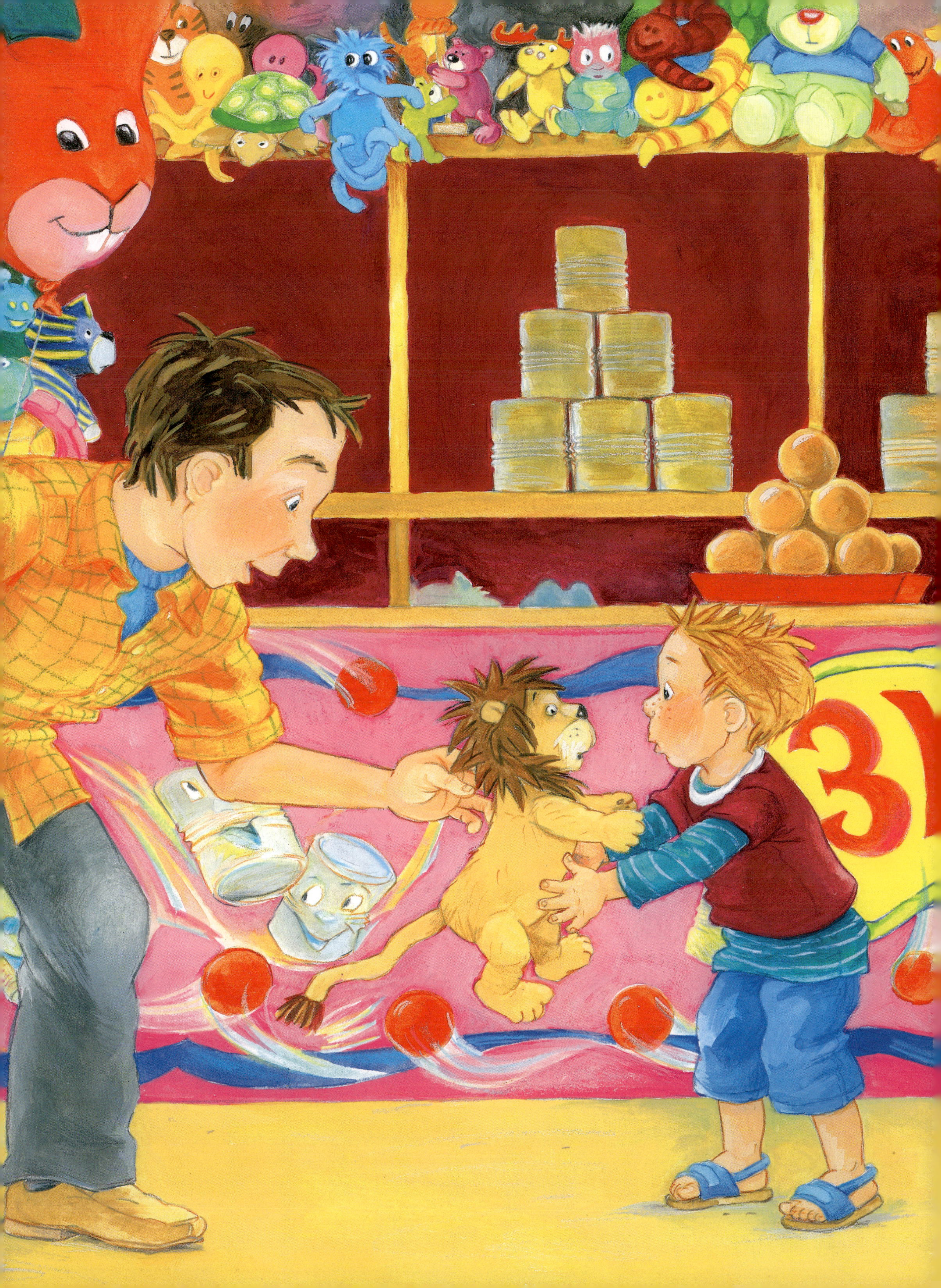

Nicht weit von der Wurfbude entfernt ist eine Geisterbahn aufgebaut. Schauriges Stöhnen dringt nach draußen. Leon hält Papas Hand ganz fest. Da zittert der Bammel auf einmal so, dass Leon ihn kaum noch halten kann.

Leon versteht den Bammel. Er mag die Geisterbahn auch nicht. Dabei weiß er ganz genau, dass die Gespenster nicht echt sind. Aber grausig sind sie trotzdem. Leon mag gar nicht hinsehen.

Papa bleibt stehen und denkt nach. Schließlich sagt er: „Vielleicht hilft dem Bammel der Angst-weg-Zauberspruch?"

Leon wundert sich: Von einem Angst-weg-Zauberspruch hat er noch nie etwas gehört.

Und dann sagt Papa ziemlich laut:

„Ist doch alles gar nicht schlimm.
Angst, hau ab! Simsalabim!"

Mit einem Mal zittert der Bammel nicht mehr. Und plötzlich traut sich Leon, die Geister genauer anzusehen. Er kichert erleichtert: „Schau, Bammel, bei dem grünen Gespenst hängt ein Stromkabel raus!"

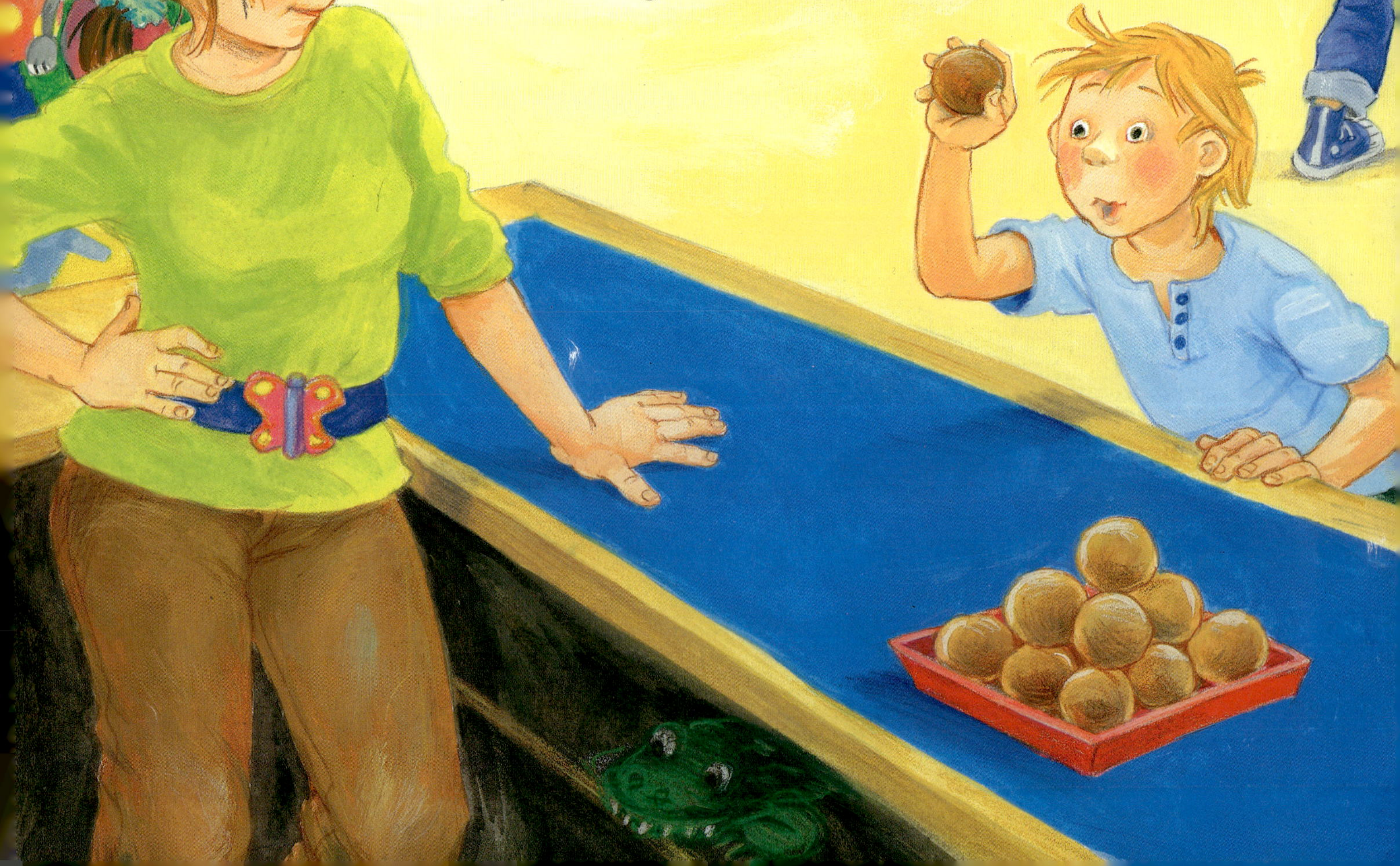

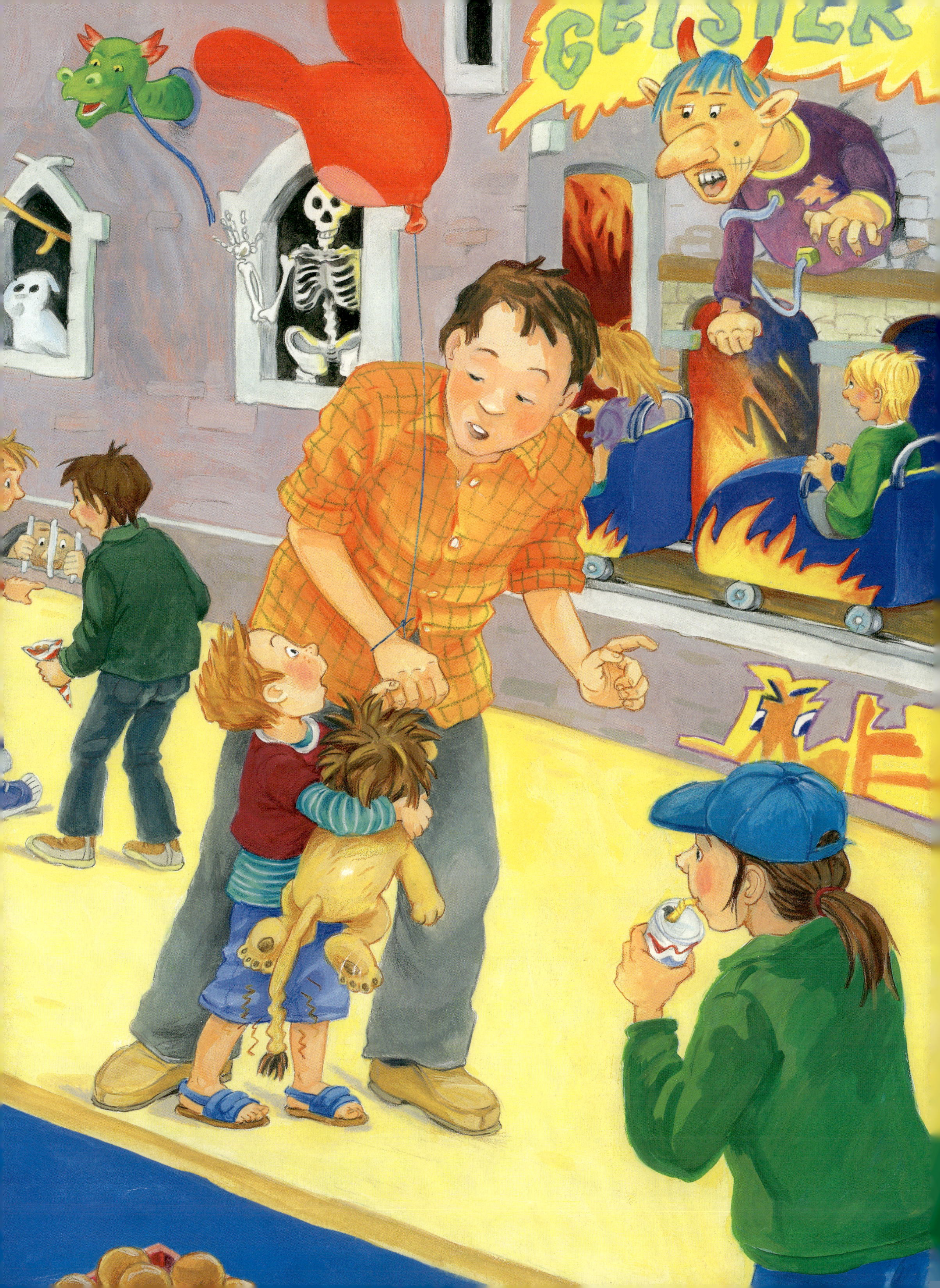
GEISTER

Vor dem Einschlafen liest Papa Leon noch ein Märchen vor.
Dann geht er hinaus und knipst das Licht aus. Jetzt ist es fast ganz dunkel im Kinderzimmer. Nur blasses Mondlicht kriecht durch den Vorhang und malt geisterhafte Schatten an die Wand. Wie unheimlich plötzlich alles aussieht!
Schwupp, verkriecht sich der Bammel-Löwe unter der Decke. Ängstlich sieht sich Leon um. Da entdeckt er, was den Bammel so erschreckt hat: Vor dem Fenster schwebt ein riesiges Monster: mit grässlichen Monsterohren und einem dicken, nimmersatten Monsterbauch.
Hilfe! Jetzt bewegt es sich!
Leon hält die Luft an.
Ob der Angst-weg-Zauberspruch auch gegen Monster hilft?

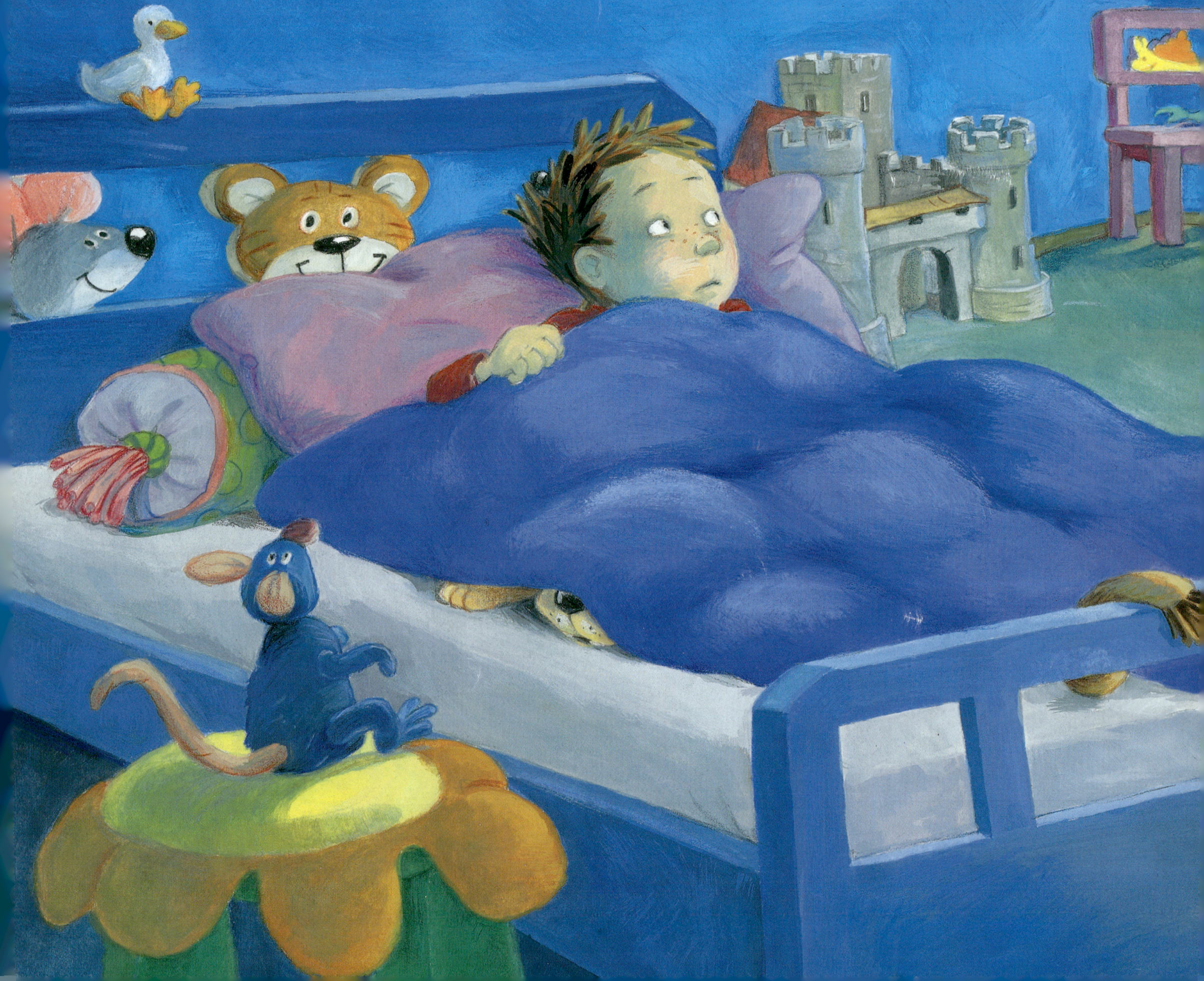

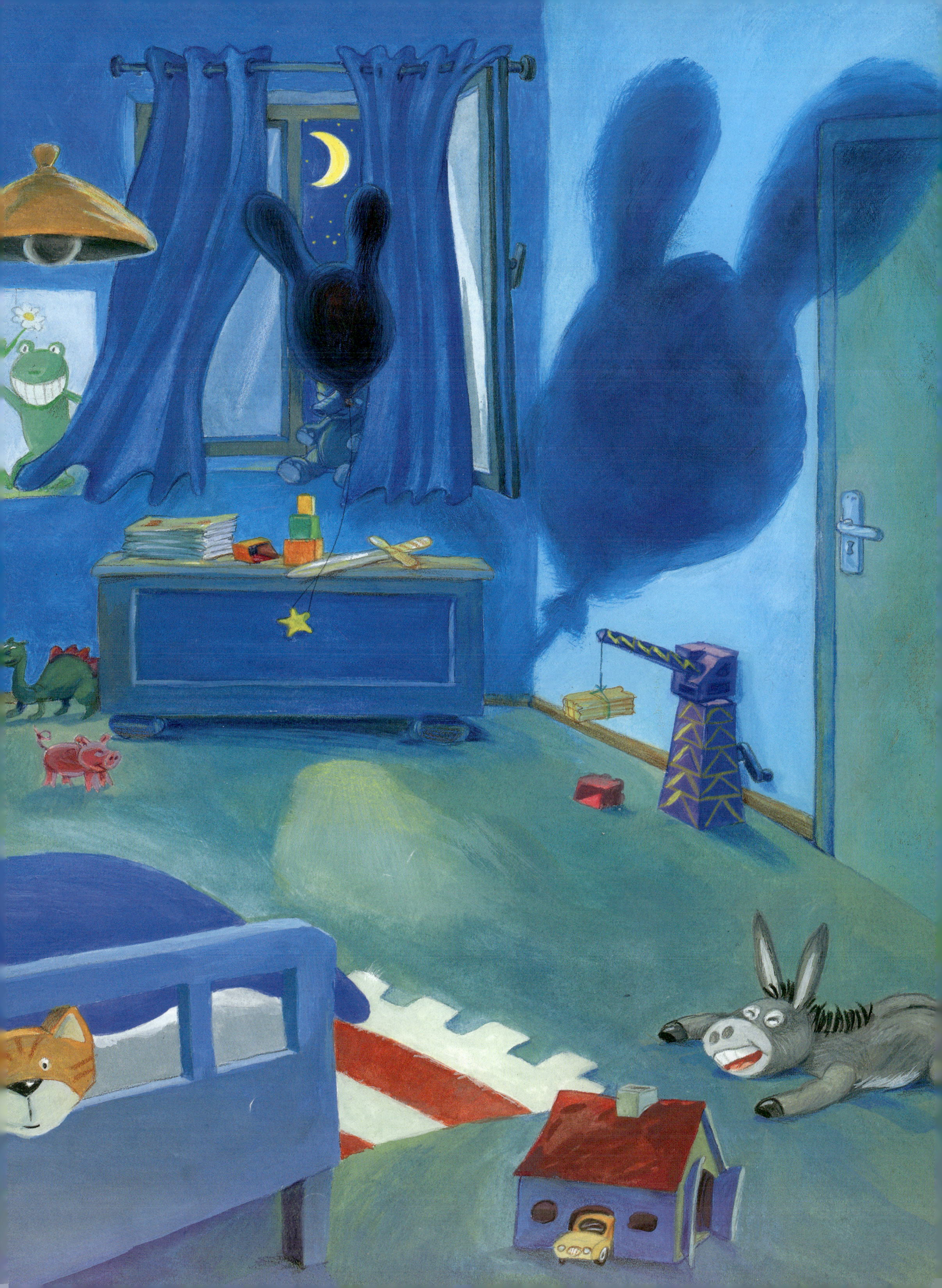

Leon rappelt sich hoch und ruft:
„Ist doch alles gar nicht schlimm.
Angst, hau ab! Simsalabim!“
Mutig schaut er zum Fenster hin. Und dann muss er lachen. Das Monster ist tatsächlich wie weggehext. Leise schwingt der Luftballonhase im Zug des offenen Fensters hin und her.
Leon holt den Bammel unter der Decke vor und krault ihn zwischen den Ohren. „Hab keine Angst mehr! Es ist doch nur der Luftballon!“
Da fürchtet sich auch der Bammel nicht mehr, und die beiden schlafen erleichtert ein.

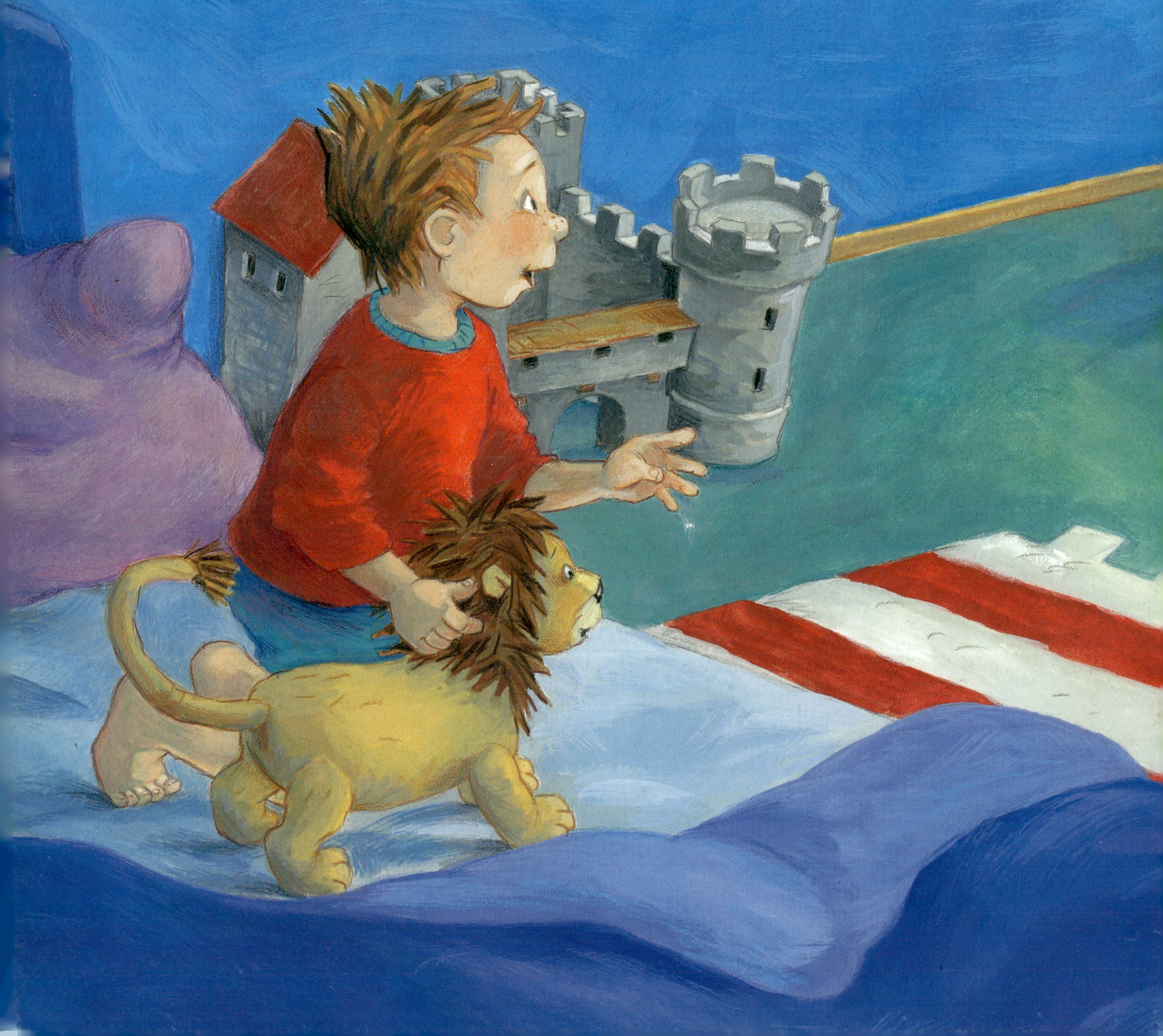

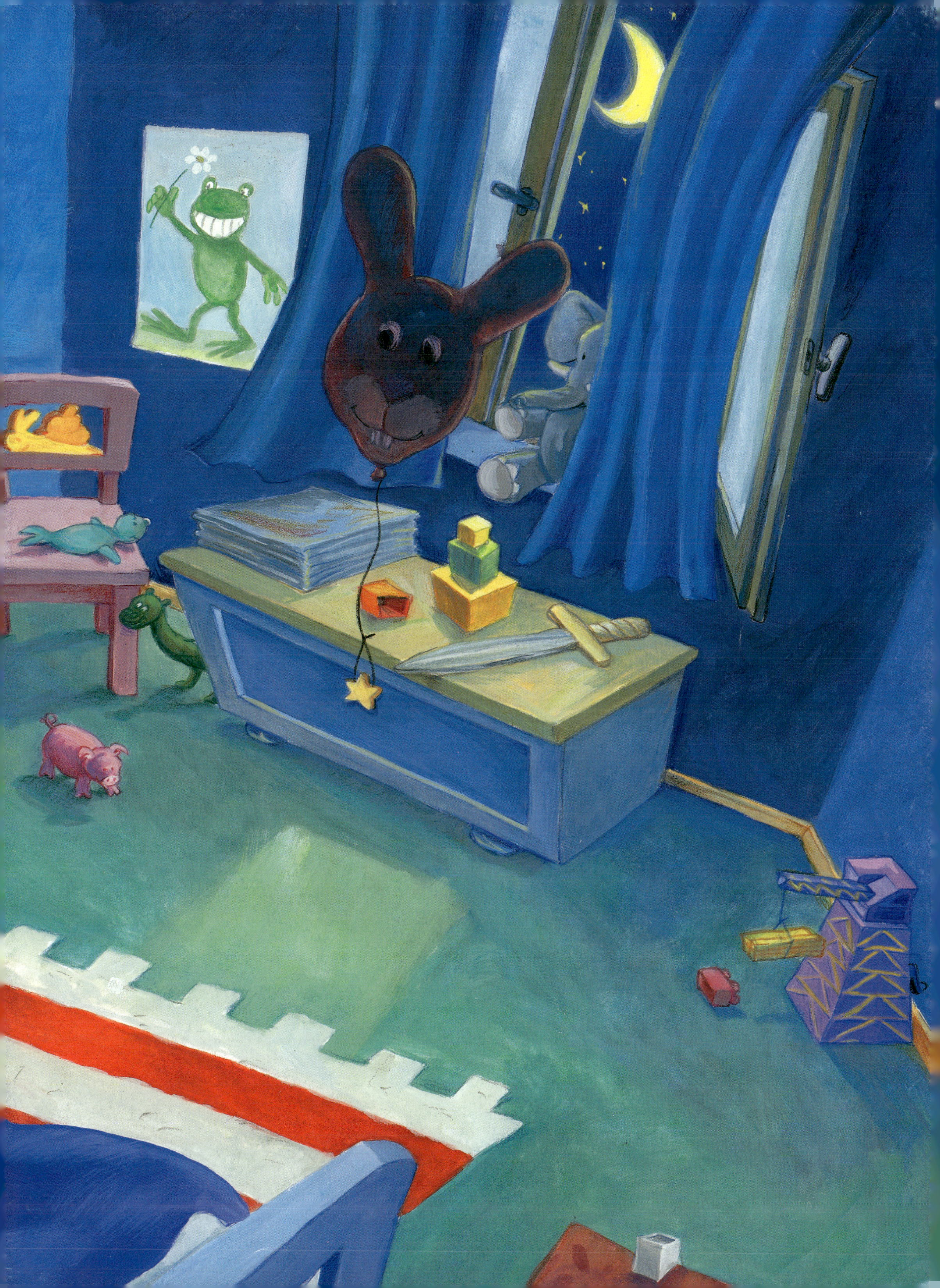

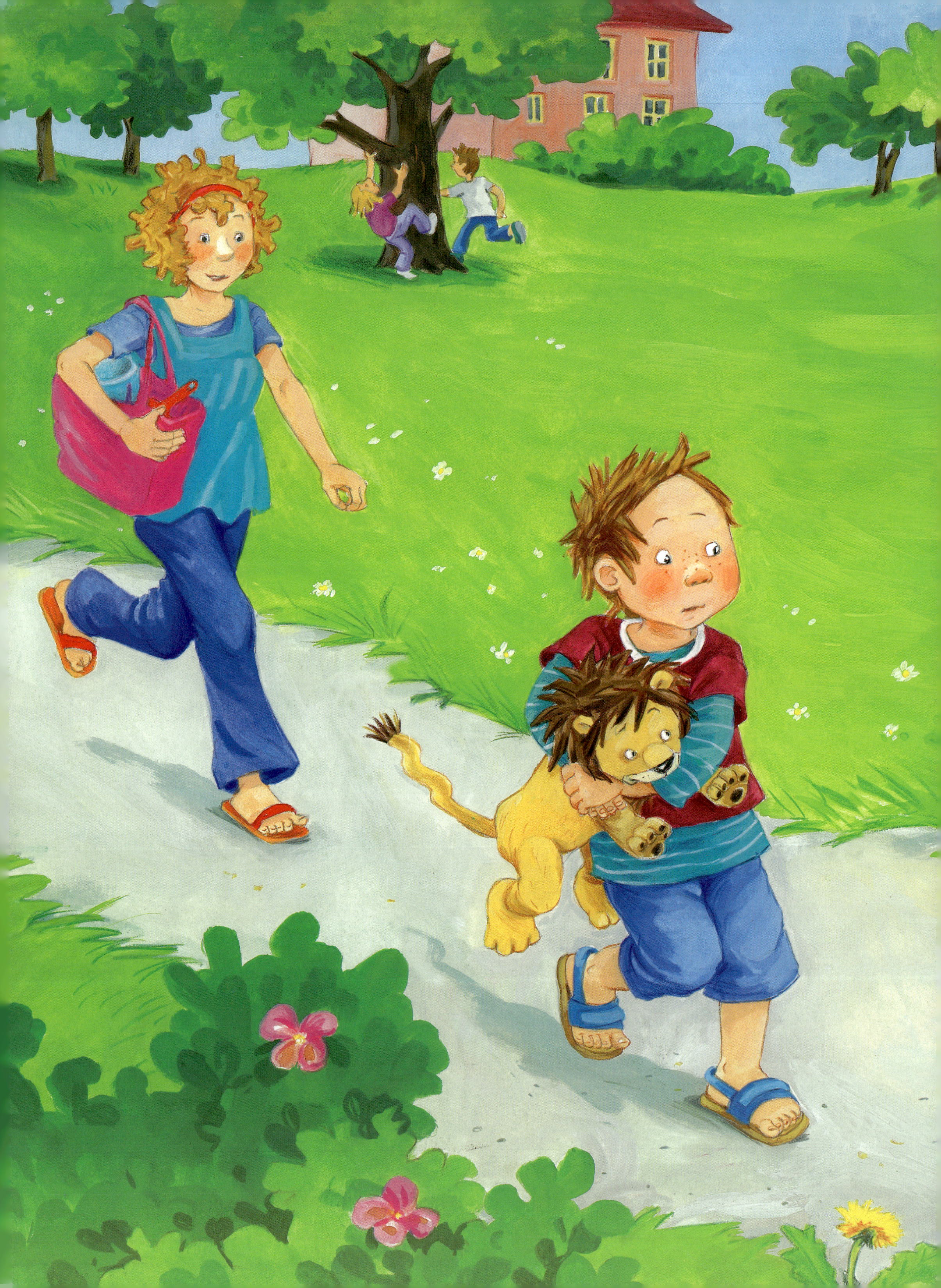

Am nächsten Nachmittag gehen Leon und Mama zum Spielplatz. Den Bammel-Löwen nimmt Leon mit, er will seinen neuen Freund nicht allein lassen.
Das letzte Stück läuft Leon voraus, den Weg zum Spielplatz kennt er genau. Doch plötzlich zuckt der kleine Löwe zusammen. Ganz verschreckt drückt er sich an Leon.
Was der Bammel nur schon wieder hat?
Oh je! Ein brauner, großer Hund kommt auf sie zu. Leon klopft das Herz. Er mag auch keine großen Hunde. Kein Wunder, dass der Bammel Angst hat. Wo bleibt nur Mama? Was soll er jetzt nur machen?

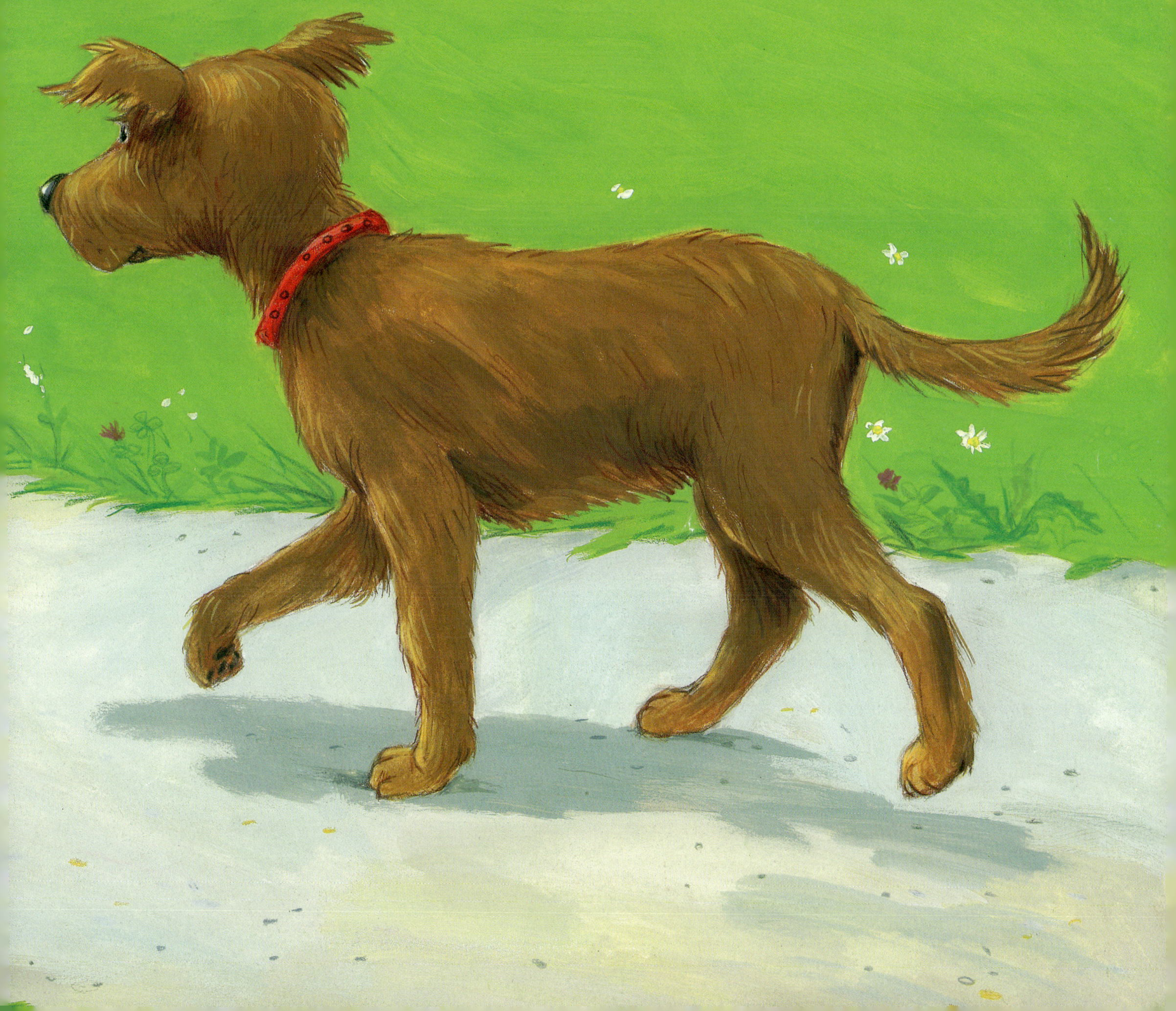

Leon fällt ein, was Mama immer sagt:
„Bleib ganz ruhig stehen, wenn ein Hund kommt!"
Und genau das macht Leon jetzt. Er bleibt wie angewurzelt stehen. Dann nimmt er all seinen Mut zusammen und ruft:
„Ist doch alles gar nicht schlimm. Angst, hau ab! Simsalabim!"
Sofort beruhigt sich der Bammel.
Neugierig beäugt er den Hund, der friedlich an ihnen vorbeitrottet.
„Na so was", sagt Mama erstaunt, als sie Leon eingeholt hat. „Hast du dich denn nicht vor dem Hund gefürchtet?"
„Der Bammel hat sich gefürchtet", sagt Leon und streichelt über Bammels weiche Mähne. „Dabei war der Hund überhaupt nicht böse."
Da nickt der Bammel froh.

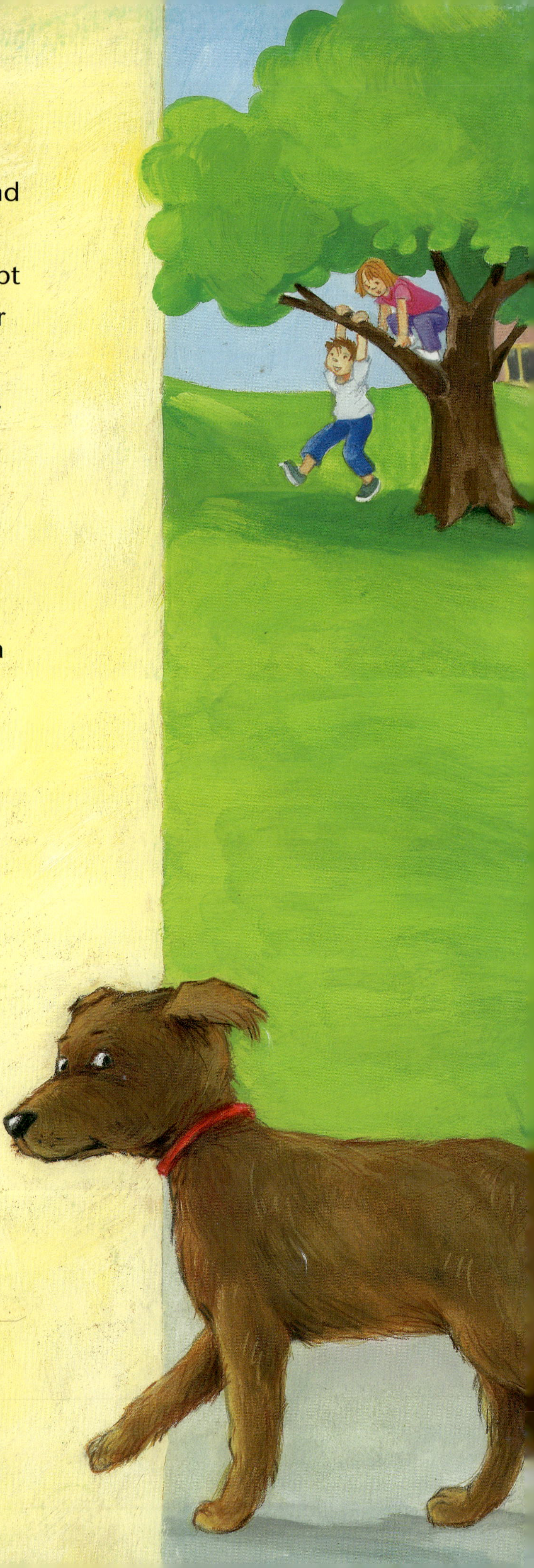

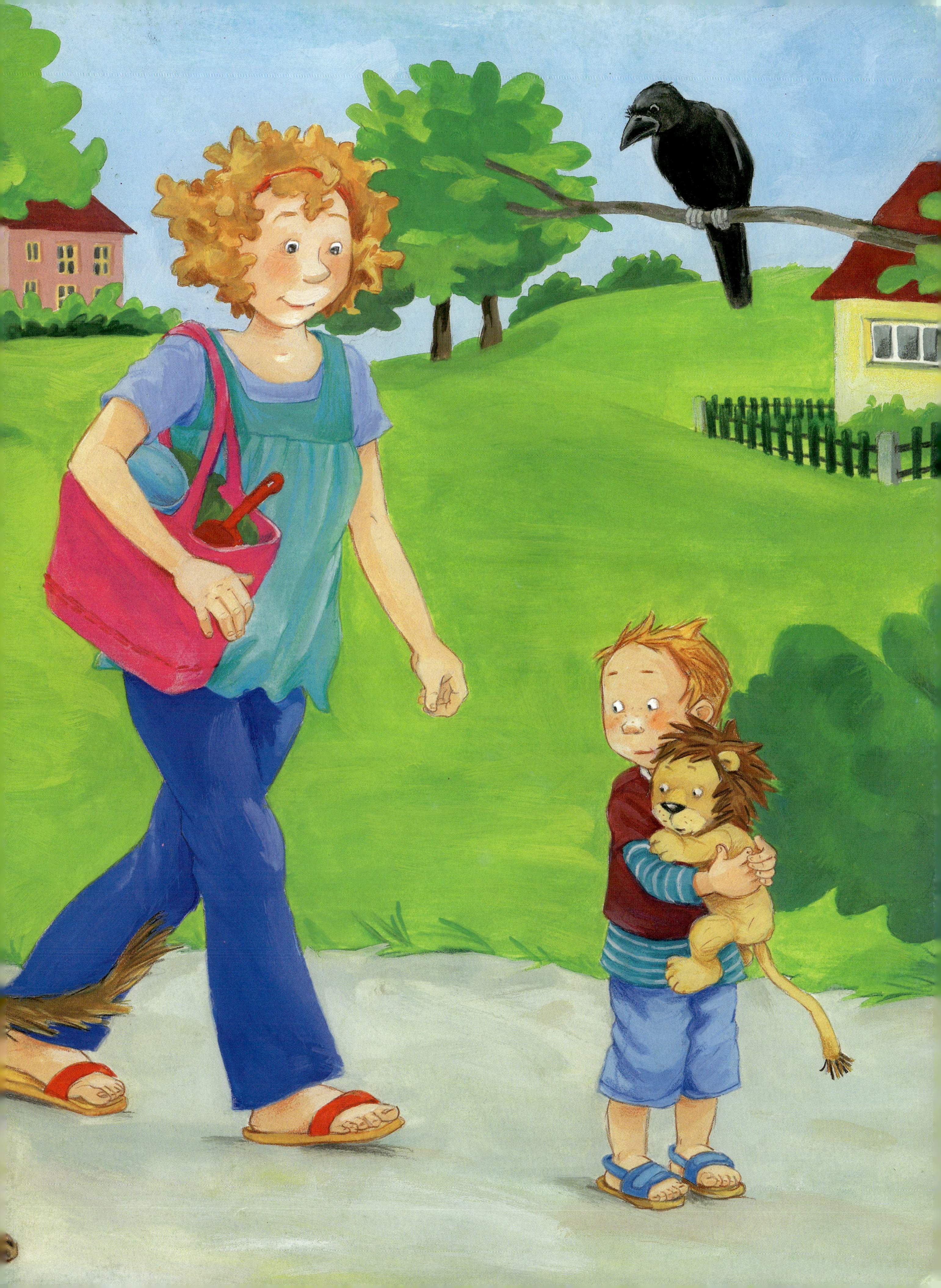

Leon hat gerade eine große Burg im Sandkasten gebaut, als es anfängt zu tröpfeln.
„Leon, schnell, ein Gewitter!“, ruft Mama.
Tatsächlich: Dunkle Wolken ziehen auf, und es grollt auch schon der erste Donner. Leon verzieht das Gesicht. Er nimmt den Bammel unter den Arm und läuft mit Mama zur Spielplatzhütte. Auch die anderen stellen sich unter. Leon schmiegt sich eng an Mama.
Plötzlich fängt es heftig an zu regnen. Zick-zack zuckt ein Blitz.
Und dann knallt es – SCHRECKLICH!
Im Nu schlüpft der Bammel-Löwe unter Leons Jacke. Ein kleines Mädchen weint.
Da fasst sich Leon ein Herz und ruft so laut er kann:
„Ist doch alles gar nicht schlimm.
Angst, hau ab! Simsalabim!“
Verblüfft hört das Mädchen auf zu weinen, und der Bammel-Löwe blinzelt neugierig aus der Jacke heraus. Es dauert auch gar nicht mehr lange, da lassen Blitz und Donner nach.
Trip-trop, trip-trop prasselt nur noch der Regen auf die Hütte.
Das hört sich eigentlich richtig gemütlich an, denkt Leon.

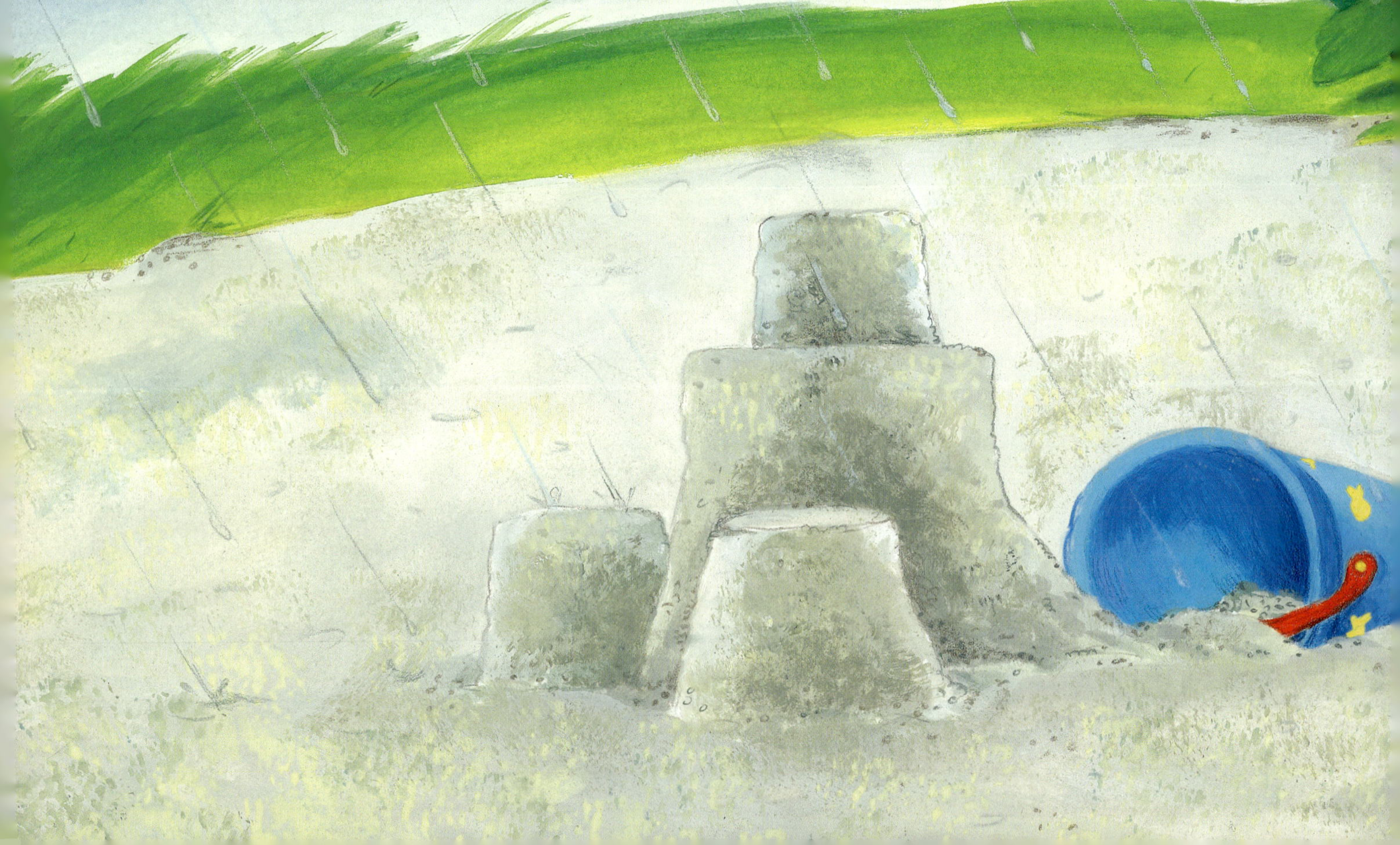

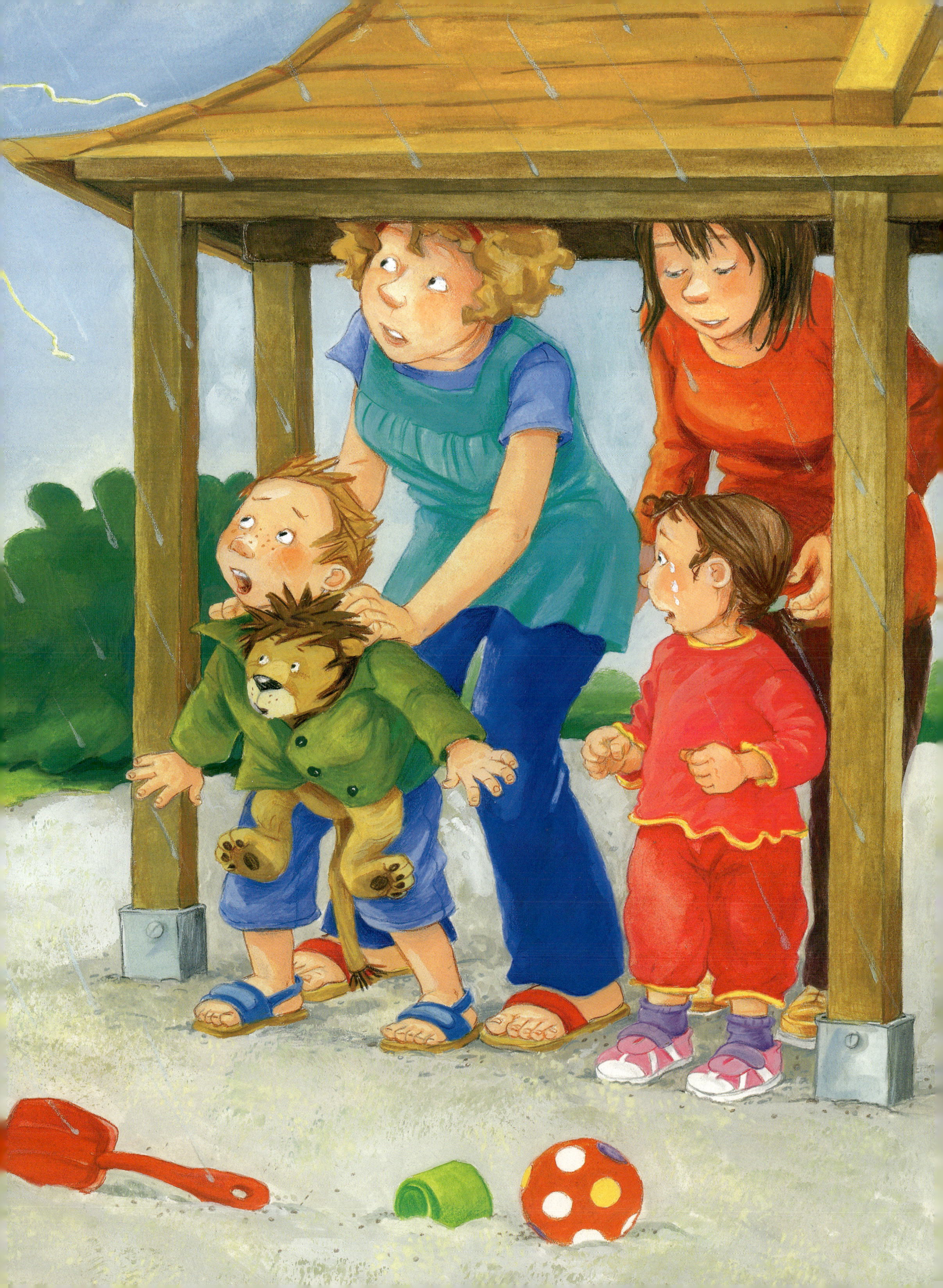

Ein paar Tage später sitzen Mama, Leon und der Bammel beim Kinderarzt im Wartezimmer. Und obwohl Leon den Bammel mit beiden Armen an sich presst, bibbert der Löwe vor Angst. Als Doktor Lieb sie dann ins Sprechzimmer bittet, will der Bammel gar nicht mitkommen. Leon würde sich auch lieber drücken, denn heute wird er geimpft, und das piekst.
„Da hast du ja einen schönen Angsthasen mitgebracht", wundert sich Doktor Lieb.
„Das ist kein Angst-Hase, das ist mein Freund, der Bammel-Löwe", erklärt Leon. „Und er will keine Spritze."
Doktor Lieb kratzt sich am Kopf.
„Wer sich nicht impfen lässt, kann aber sehr krank werden. Was machen wir denn jetzt?"

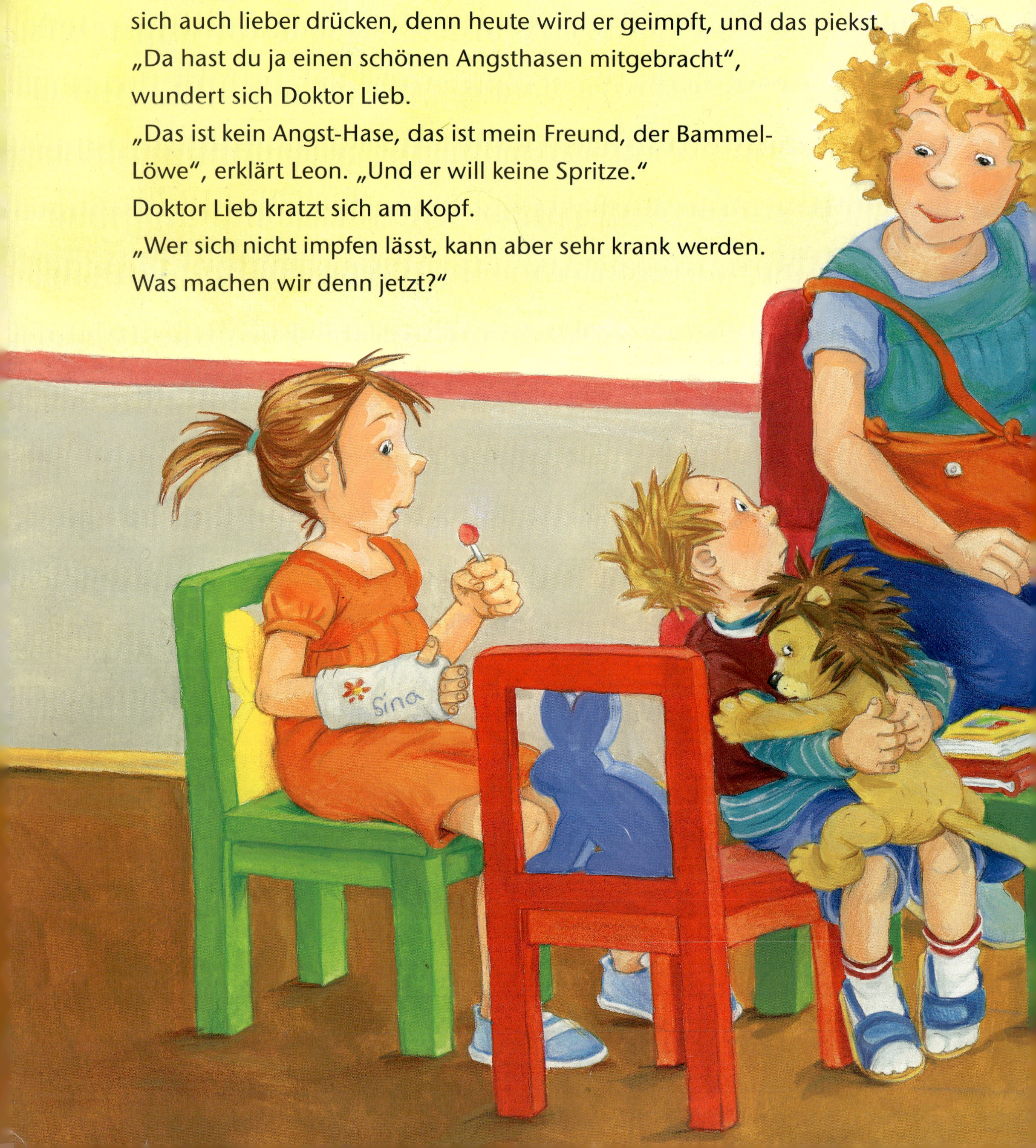

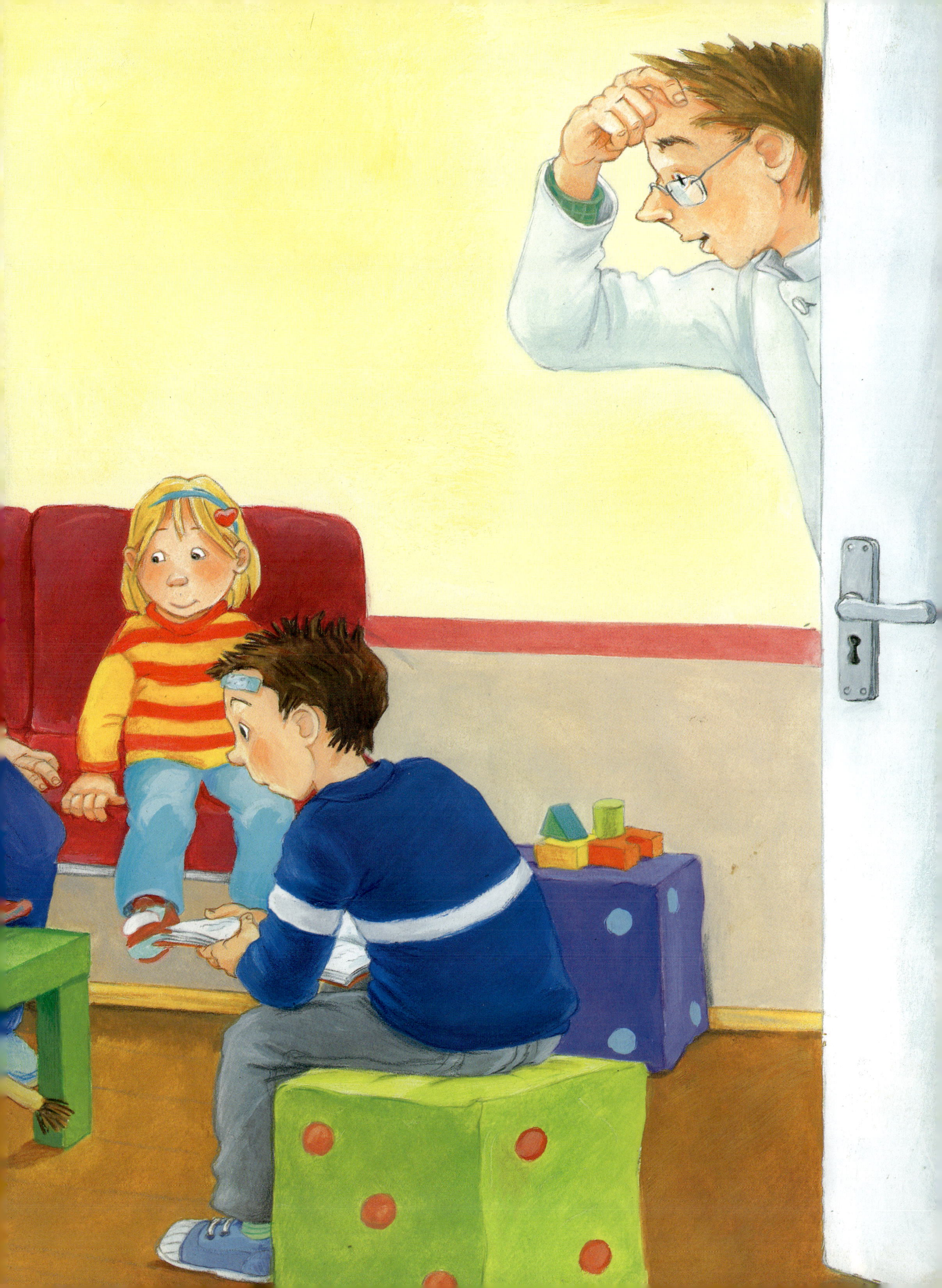

„Ich weiß was!“, ruft Leon.
Und dann legt er los:
„Ist doch alles gar nicht schlimm.
Angst, hau ab! Simsalabim!“
Auf der Stelle hört der Bammel-Löwe auf zu bibbern. Und auch Leon fühlt sich gleich besser. Tapfer folgen die beiden Doktor Lieb ins Sprechzimmer.
Als Erster bekommt der Bammel die Spritze.
Er gibt keinen Mucks von sich. Leon kneift einfach die Augen zu. Und als er sie wieder aufmacht, ist alles schon vorbei.
„Den Angst-weg-Zauberspruch muss ich mir merken“, sagt Doktor Lieb. „Sicher hilft er nicht nur Bammel-Löwen, sondern auch Angst-Hasen.“

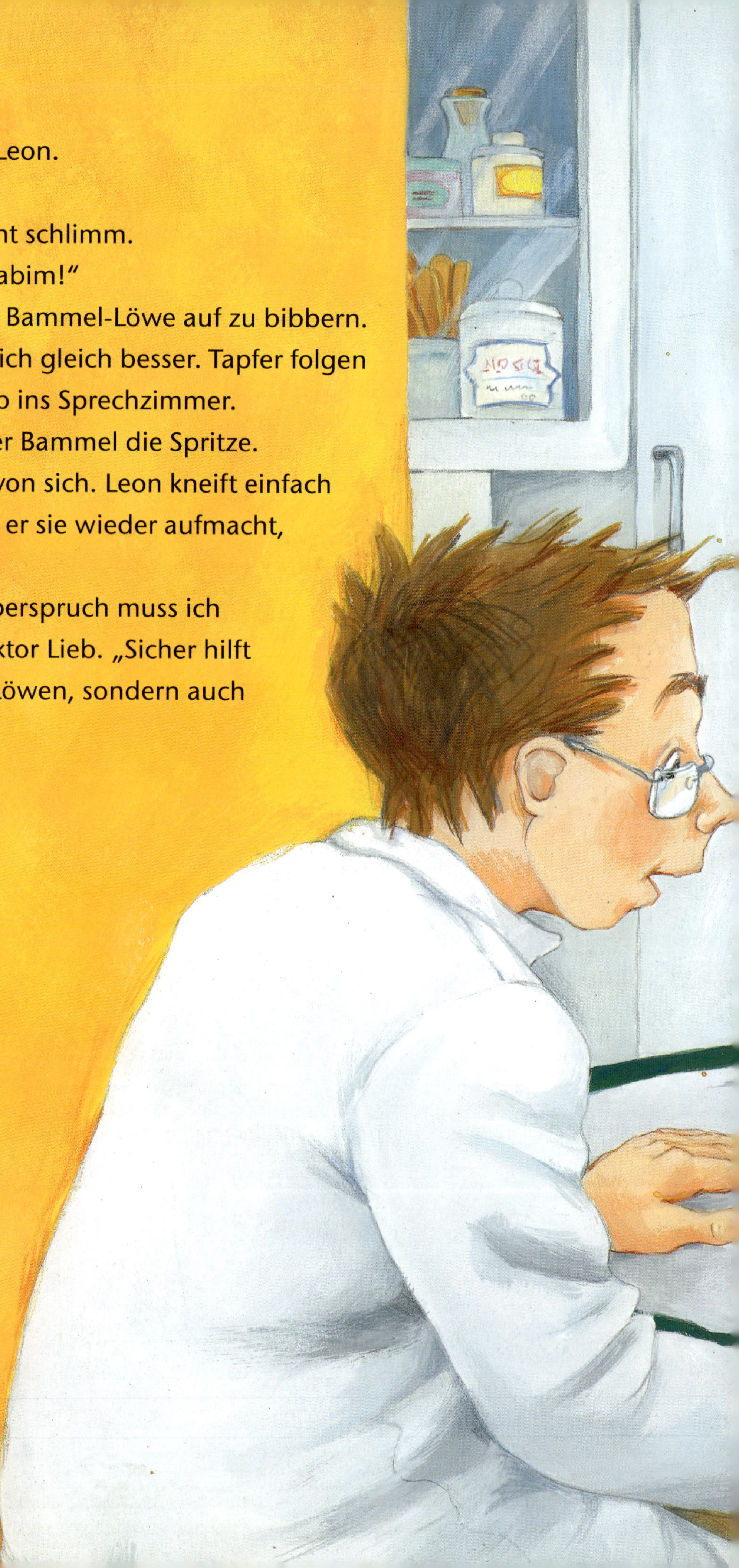

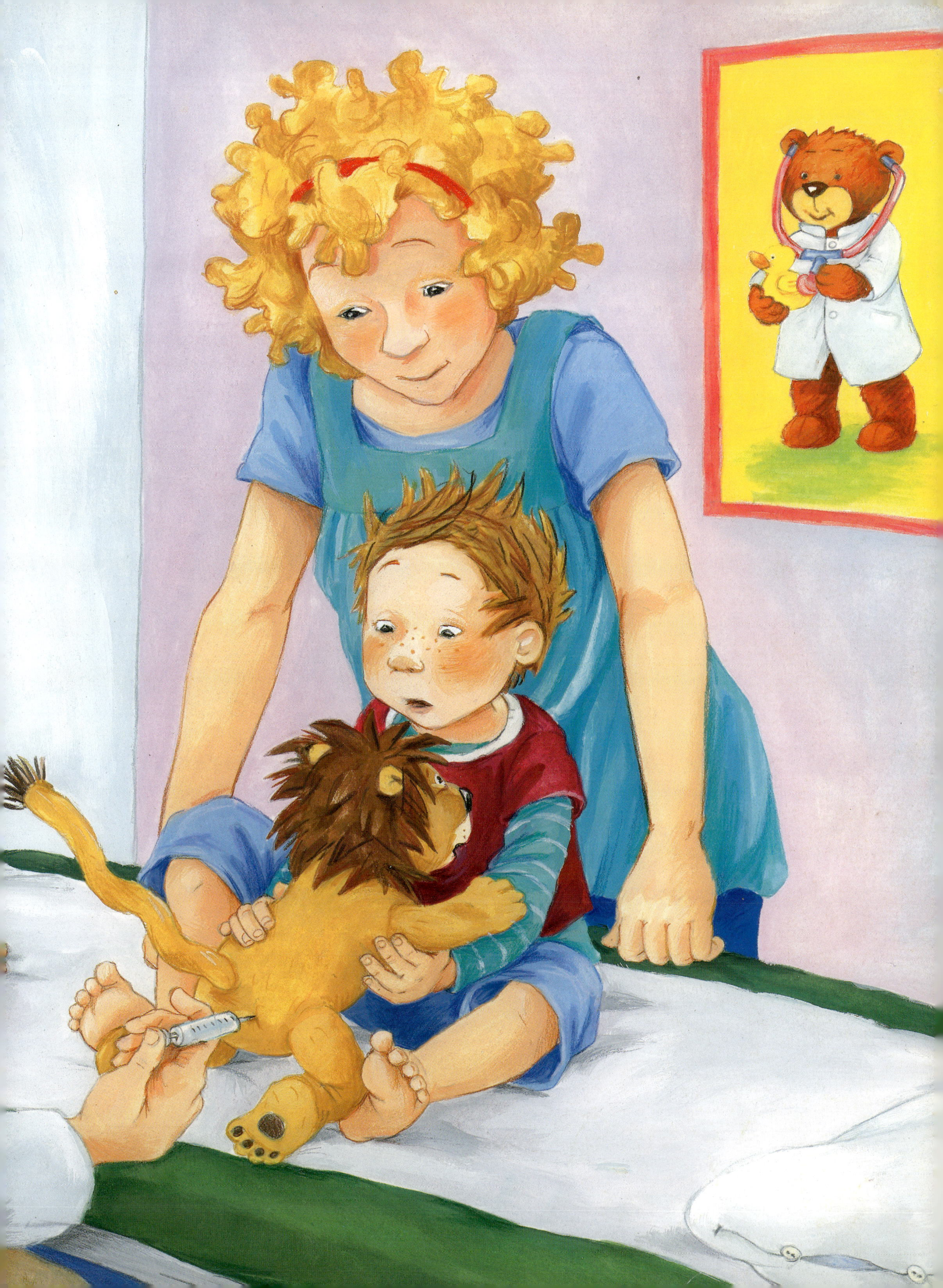

Als Leon und Mama später mit dem Bus heimfahren, sitzt ihnen ein großer Mann mit einem schwarzen Hut gegenüber.
„Du hast aber einen schönen Löwen. Darf ich den mal streicheln?“, fragt er.
Der Bammel fällt vor Schreck fast vom Sitz. Leon kann ihn gerade noch auffangen. Aber Leon ist der Mann auch unheimlich. Er kann es nicht leiden, wenn Fremde ihn ansprechen. Er umklammert den Bammel ganz fest und flüstert ihm den Angst-weg-Zauberspruch ins Ohr. Doch diesmal wirkt der Spruch nicht so gut wie sonst. Aber weil Leon auf keinen Fall will, dass der Mann den Bammel anfasst, schüttelt er tapfer den Kopf und sagt leise, aber deutlich:

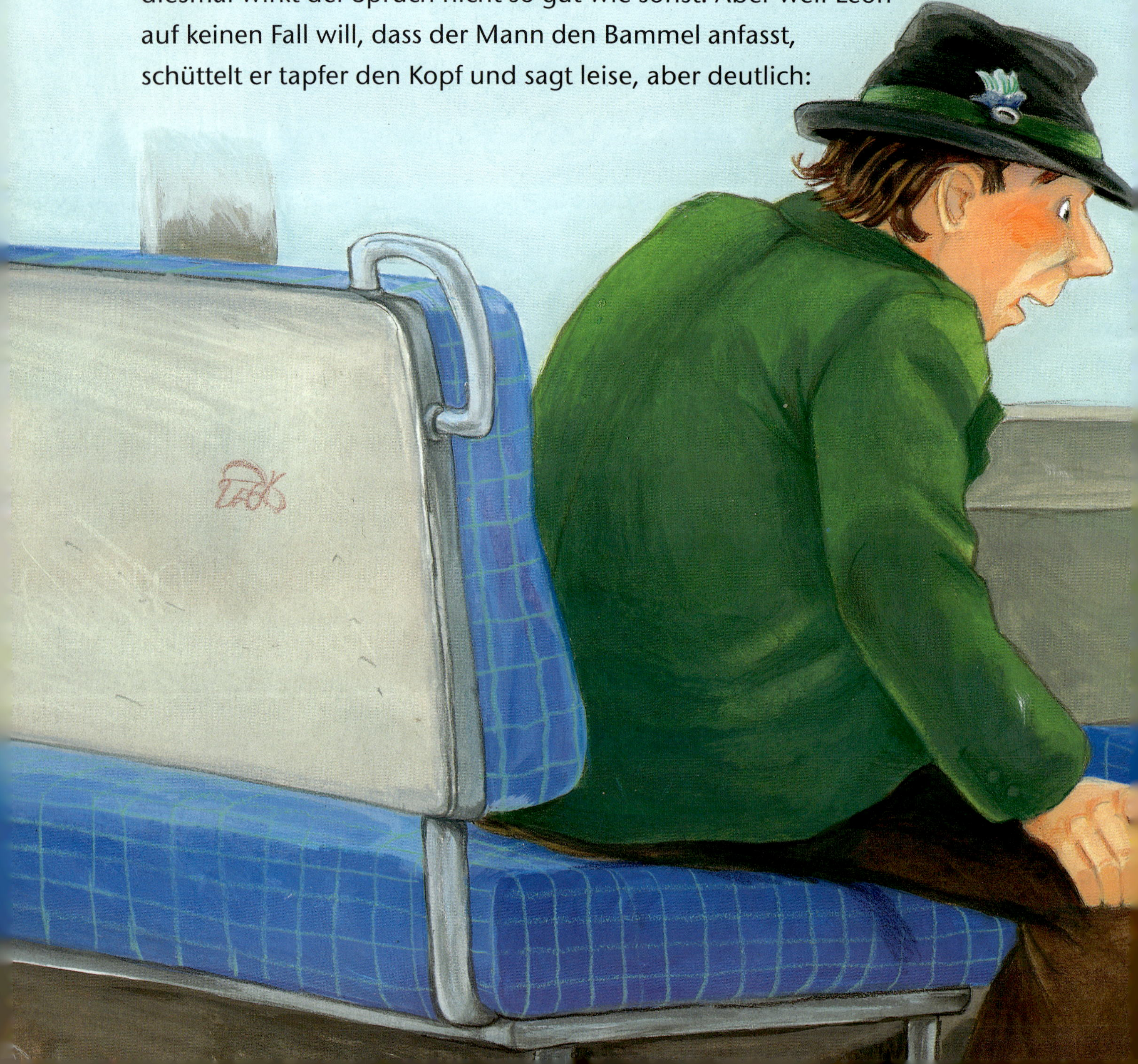

„Fremde dürfen meinen Löwen nicht anfassen!“
„So ein frecher Junge!“, beschwert sich der Mann und wirft Mama einen empörten Blick zu.
Aber Mama lächelt Leon stolz zu. „Ich finde, mein Sohn hat ganz Recht. Kinder sollen bei Fremden vorsichtig sein!“
„Vor dem Mann hab' ich Angst gehabt“, sagt Leon, als sie aussteigen.
„Das verstehe ich“, antwortet Mama. „Manchmal ist Angsthaben auch richtig: Es hilft, wirkliche Gefahren zu erkennen.“

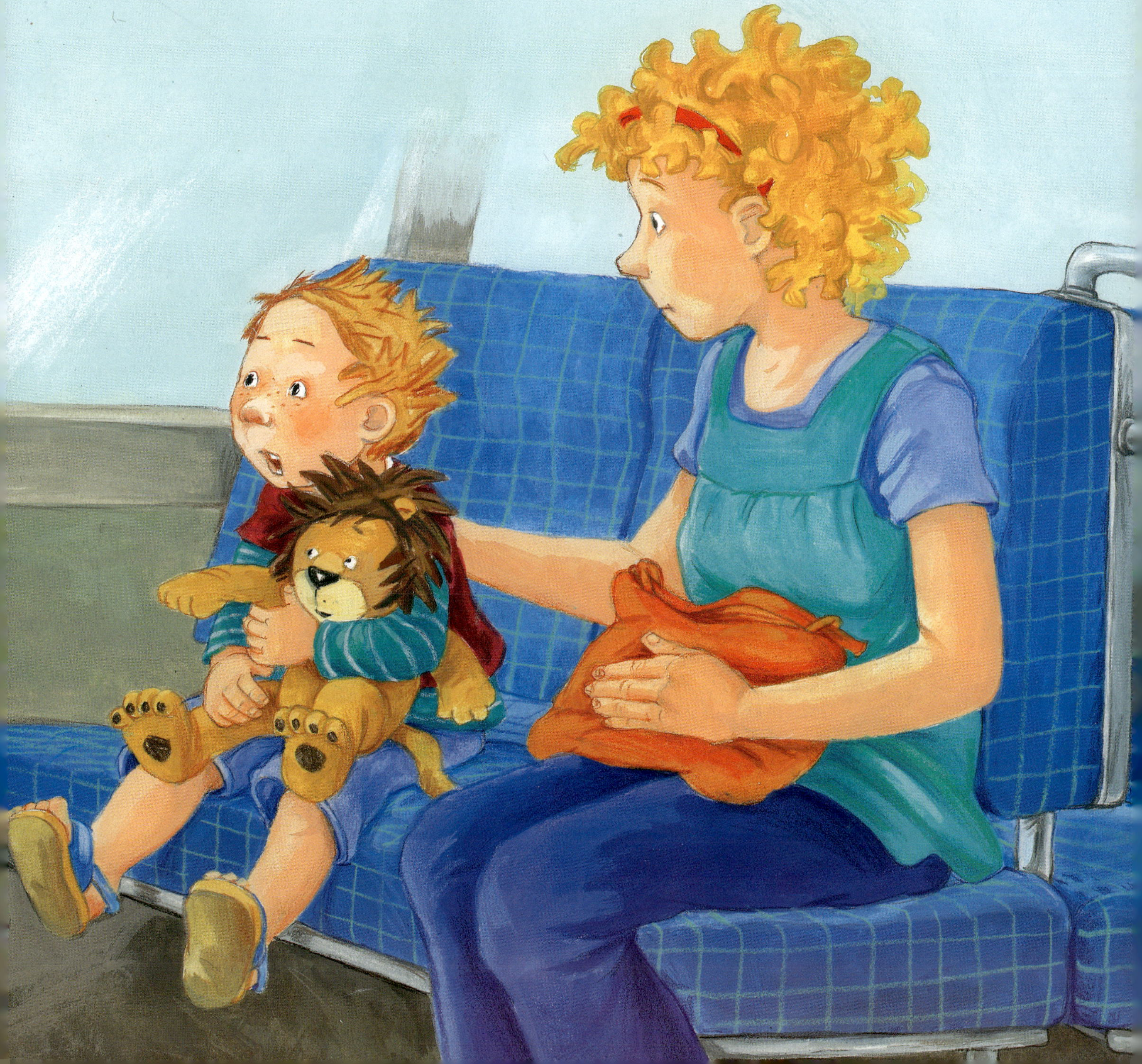

Seit der Bammel-Löwe sein Freund ist, hat Leon den Angst-weg-Zauberspruch ziemlich oft aufsagen müssen.
Aber eines Tages stellt Leon fest, dass er den Spruch kaum noch braucht.
„Papa", sagt Leon. „Der Bammel fürchtet sich vor fast gar nichts mehr. Hunde machen ihm nichts aus, er sieht keine Monster mehr und schläft im Dunkeln ein, und vor dem Doktor Lieb hat er auch keine Angst.
Er fürchtet sich nur noch, wenn's wirklich gefährlich wird.
Ich finde, ‚Bammel' passt nicht mehr zu ihm."

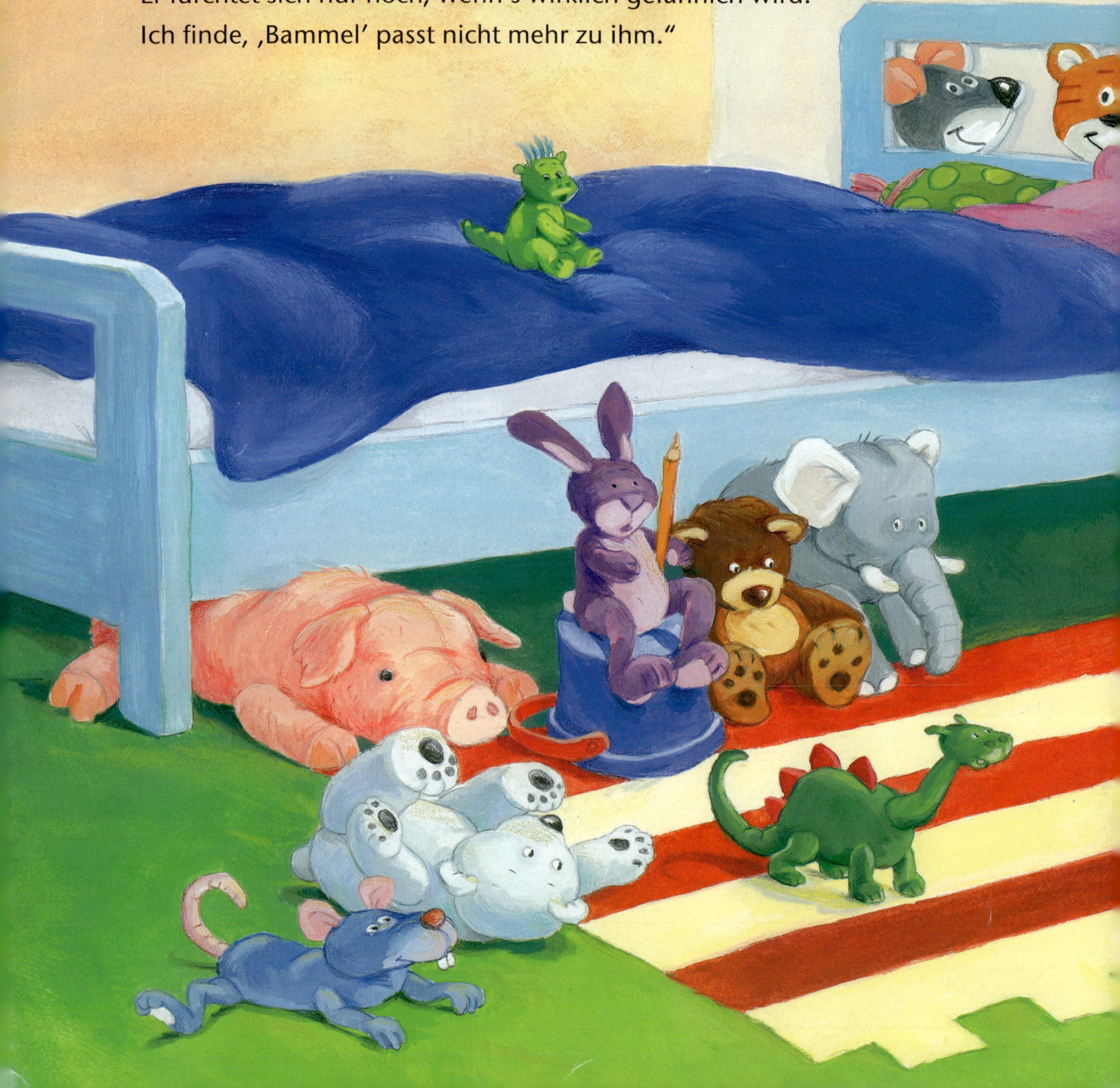

Der Papa sieht den Bammel-Löwen lange an und nickt: „Jetzt weiß er, dass er ein großer, starker Löwe ist. Wie gefällt dir ‚Leo': Leo, der Löwe?"
Leon umarmt seinen Leo glücklich und reißt löööwenweit den Mund auf: „Uahh!", brüllt er. „Leon und Leo, zwei starke Löwenfreunde!"

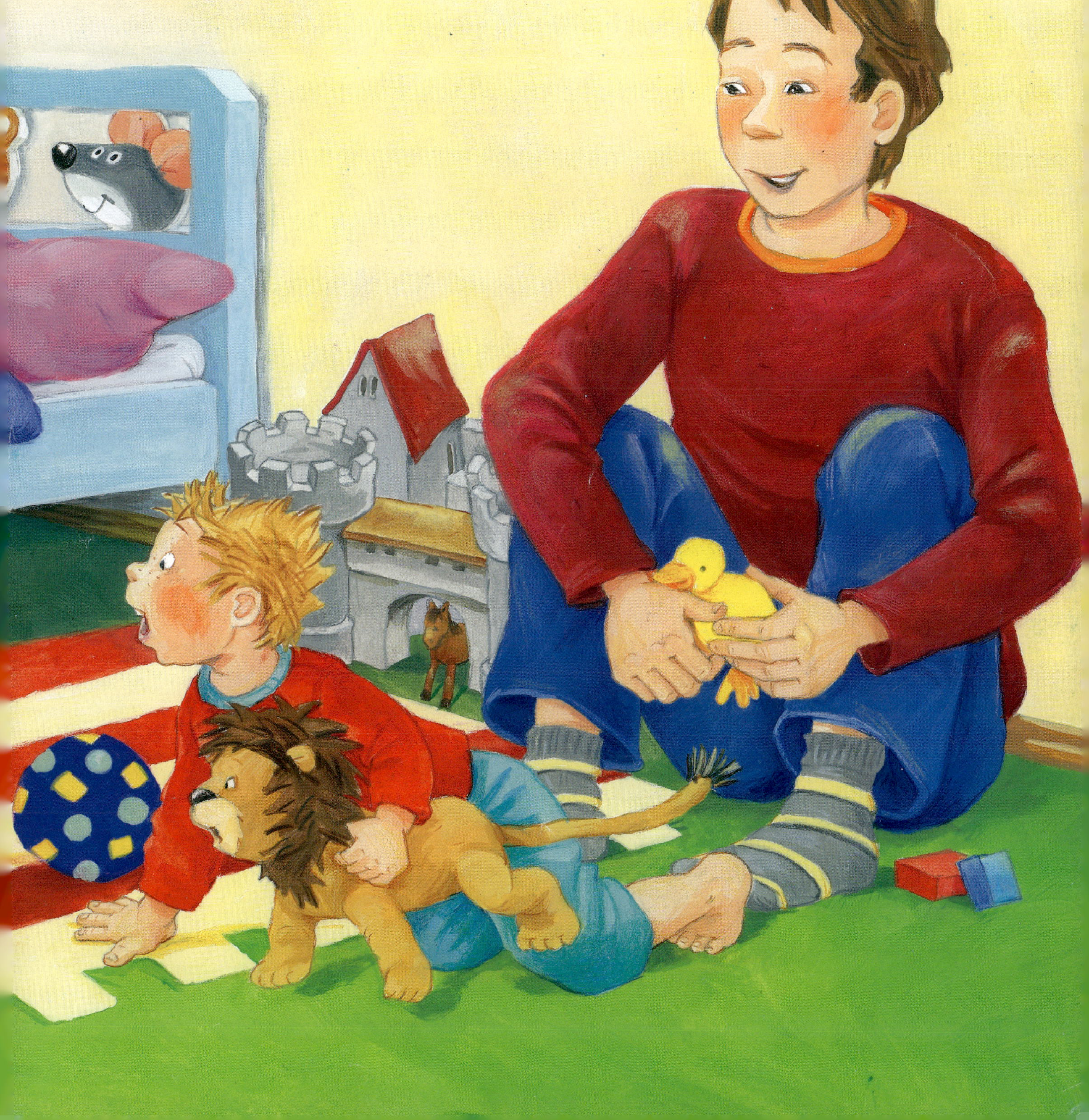

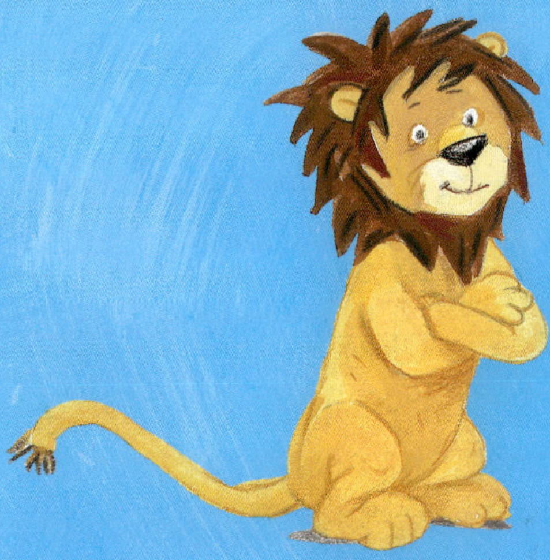

www.herder.de
Verlag Herder GmbH, D-79080 Freiburg
Gesamtgestaltung: Uwe Stohrer Werbung
Herstellung: Himmer, Augsburg
Printed in Germany
ISBN 978-3-451-70929-6

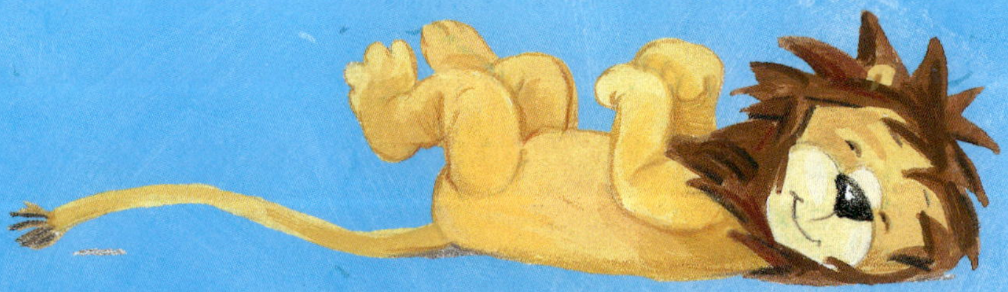